Dina Bašķe

# Biežākās pēdu deformācijas geriatriskajiem pacientiem

AF135943

Dina Bašķe

# Biežākās pēdu deformācijas geriatriskajiem pacientiem

GlobeEdit

**Impressum / Imprint**

Bibliografische Information der Deutschen Nationalbibliothek: Die Deutsche Nationalbibliothek verzeichnet diese Publikation in der Deutschen Nationalbibliografie; detaillierte bibliografische Daten sind im Internet über http://dnb.d-nb.de abrufbar.

Bibliographic information published by the Deutsche Nationalbibliothek: The Deutsche Nationalbibliothek lists this publication in the Deutsche Nationalbibliografie; detailed bibliographic data are available in the Internet at http://dnb.d-nb.de.

Coverbild / Cover image: www.ingimage.com

Verlag / Publisher:
GlobeEdit
ist ein Imprint der / is a trademark of
OmniScriptum GmbH & Co. KG
Heinrich-Böcking-Str. 6-8, 66121 Saarbrücken, Deutschland / Germany
Email: info@globeedit.com

Herstellung: siehe letzte Seite /
Printed at: see last page
**ISBN: 978-3-639-62746-6**

# Satura rādītājs

# Anotācija

Bakalaura darbā „Biežākās pēdu deformācijas geriatriskajiem pacientiem" analizēju svarīgākās gerontoloģijas un geriatrijas pamattēzes, novecošanas procesa radītās izmaiņas organismā, kuras tieši vai netieši ietekmē pēdu deformāciju attīstību gados vecākiem cilvēkiem. Pētījumā piedalījās 100 geriatriskie pacienti ar pēdu deformācijām vecumā no 55 gadiem.

Veicot novērojumu - pētījuma dalībnieku pēdu apskati, izpētīju biežākās pēdu deformācijas un ar tām saistītās pēdu veselības problēmas vecāka gadagājuma cilvēkiem.

Noskaidroju, ka pēdu deformācijas ir aktuāla problēma vecāka gadagājuma cilvēkiem. Plakanā pēda (100 dalībnieki), pirkstu rotācija (60 dalībnieki) un pirkstu deviācija (50 dalībnieki) ir biežākās pēdu deformācijas pētījumā iesaistītajiem geriatriskajiem pacientiem.

Pēdu deformācijas negatīvi ietekmē geriatrisko pacientu dzīves kvalitāti, fizisko un sociālo aktivitāti. Sāpes pēdās ir aktuāla problēma geriatriskajiem pacientiem ar pēdu deformācijām (63 pētījuma dalībnieki).

Lielākajai daļai pētījuma dalībnieku ir palielināta vai pārmērīga ķermeņa masa (80 dalībnieki). Pētījumā noskaidroju, ka palielināts pēdu noslogojums veicina pēdu deformāciju attīstību un ir galvenais pēdu hiperkeratozes attīstības iemesls geriatriskajiem pacientiem.

Pētījumā iesaistīto geriatrisko pacientu aktuālāko, ar pēdu deformācijām saistīto problēmu risinājumi rodami starpdisciplinārā sadarbībā.

Lielākajai daļai geriatrisko pacientu ir nepieciešama ortopēda konsultācija, ortopēdiskā izmeklēšana un individuālo ortopēdisko zolīšu vai supinatoru ikdienas lietošana. Vairākums pētījuma dalībnieku valkā pēdas anatomiskajām īpatnībām neatbilstošus un neērtus apavus. Pētījumā iesaistīto geriatrisko pacientu pēdu deformāciju korekcija ar ortopēdiskajiem palīglīdzekļiem ir nepietiekama.

Pētījuma laikā pārliecinājos, ka ortopēdisko līdzekļu pielietošana pēdu deformāciju ārstēšanā efektīvi mazina sāpes pēdās, pēdu hiperkeratozi, ādas plaisas, varžacu veidošanos un ādas macerāciju pirkststarpās. Pētījumā iesaistītajiem 17 vecāka gadagājuma pacientiem, kuri ikdienā lieto ortopēdiskos apavus, ortopēdiskās zolītes, ortozes vai supinatorus, ar pēdu deformāciju saistītās problēmas – sāpes pēdās, varžacis, hiperkeratoze, ādas plaisas un ādas macerācija pirkststarpās bija retāk novērojamas un mazāk izteiktas, nekā pārējiem pētījuma dalībniekiem.

Pēdu deformāciju gadījumā, kuras saistītas ar izteiktu diskomfortu un sāpēm, īpaši rigīdu deformāciju gadījumā, ja to atļauj pacienta vispārējais veselības stāvoklis, operatīvā terapija ir lieliska iespēja normalizēt pēdas funkcijas un uzlabot vecāka gadagājuma pacientu kopējo dzīves kvalitāti.

Novecošana ir dabisks process, kas skar visas dzīva organisma orgānu sistēmas, tomēr veicot savlaicīgu un kvalitatīvu starpdisciplināru vecāka gadagājuma pacientu veselības aprūpi un slimību profilaksi, iespējams saglabāt pēdu veselības un dzīves kopējo kvalitāti vecumdienās.

Veicot savlaicīgu, sistemātisku un kvalitatīvu podoloģisko un ortopēdisko aprūpi, kas ietver pacienta izglītošanu un praktisko apmācību, iespējams samazināt vai novērst ar pēdu deformācijām saistītās aktuālās pēdu aprūpes problēmas un mazināt to attīstības risku.

Veselīgs dzīvesveids un rūpes par savu veselību mūža garumā ir efektīva novecošanās procesa izraisīto pēdu deformāciju profilakse.

Bakalaura darba noslēgumā izstrādāju ieteikumus vecāka gadagājuma cilvēkiem pēdu deformāciju aprūpei.

3

# Annotation

Bachelor's research work "The most significant feet deformation of geriatric patients" encloses the analysis of the most significant thesis of gerontology and geriatrics, changes in human body, caused by senescence developing feet deformation of elderly people.

A hundred of 55 year old patients participated in the research. A careful observation of the research participants it was ascertained that feet deformation is an actual problem of elderly people. Flatfoot (a hundred participants),
fingers rotation (sixty participants) and deviation of fingers (fifty participants) are the most characteristic features of deformation of geriatric patients.

Feet deformation has a negative impact on life quality, influencing social and physical activities. Pain in foot is current problem for geriatric patients with foot deformation (sixty three participants).

The majority of the research participants (eighty participants) have increased or excessive body weight promoting the development of feet deformation causing feet hyperkeratosis of geriatric patients.

Health problems of geriatric patients can be settled in interdisciplinary co-operation. The majority of geriatric patients need orthopaedist's examination, professional consultations and regular usage of orthopaedic sole or instep-raiser. Most of the patients have improper foot wear, orthopaedic aids are not sufficient.

The research ascertains that effective treatment reduces feet pain, hyperkeratosis, skin split and wart and skin maceration between fingers. Seventeen patients participating in the research wearing adequate orthopaedic shoes, orthopaedic soles, foot orthosis or instep-raisers had less problems in comparison with other participants.

If the patient's general health corresponds to the operational therapy, it is an excellent opportunity for normalizing foot functions and improving life quality. To prevent elderly patients diseases especially feet deformation it is very important to take into consideration preventative health support. Qualitative podologic and orthopaedic care includes education and practical training of patients. Healthy life style and care for health in life time is an effective prevention of feet deformation. The conclusion includes recommendation to avoid were feet deformation.

# Ievads

**Tēmas aktualitāte:**

Dažādos informācijas avotos dažādi autori min atšķirīgu cilvēka mūža iedalījumu vecumposmos, Pasaules Veselības organizācijas apstiprinātā klasifikācija vecāka gadagājuma ļaudīm nosaka sekojošu iedalījumu:

No 55 gadu vecuma- vecāka gadagājuma ļaudis

55 līdz 70 gadi - padzīvojuši cilvēki

70 līdz 85 gadi – veci cilvēki

no 85 gadu vecuma – ļoti veci cilvēki.

Socioloģisko pētījumu rezultāti apstiprina, ka Eiropas sabiedrībai ir stabila tendence novecot – tātad, pieaugs nepieciešamība pēc kvalitatīvas geriatrisko pacientu aprūpes visās medicīnas nozarēs.

Pēdu deformācijas ir izplatīta problēma vecāka gadagājuma cilvēkiem un Latvijā, dažādu iemeslu dēļ, visbiežāk netiek nodrošināti mērķtiecīgi un savlaicīgi šo traucējumu profilakses pasākumi, atbilstoši šī vecumposma psiholoģiskajām un fizioloģiskajām īpatnībām [1., 2.].

Pēdu deformācijas ietekmē cilvēka kopējo veselības un dzīves kvalitāti. Vecāka gadagājuma cilvēkiem tās rada vairāk vai mazāk izteiktu psiholoģisku diskomfortu un depresijas, negatīvi ietekmē dzīvesprieku, pašvērtējumu un komunikāciju ar līdzcilvēkiem. Sāpes pēdās ir viens no iemesliem, kuru dēļ vecāka gadagājuma ļaudis atsakās no dažādām aktivitātēm un sabiedrisko pasākumu apmeklēšanas. Nodrošinot kvalitatīvu pēdu deformāciju starpdisciplināru aprūpi, iespējams ievērojami uzlabot geriatrisko pacientu dzīves kvalitāti kopumā [3., 4.,5.].

Ikdienā aprūpējot vecos ļaudis savā podologa praksē, novēroju, ka pēdu pašaprūpe, īpaši nagu apgriešana, viņiem lielākoties sagādā nopietnas grūtības dažādu iemeslu, piemēram, kustību koordinācijas traucējumu vai pasliktinātas redzes dēļ. Lielākoties viņi pēdu deformāciju attīstību nesaista ar citu orgānu un to sistēmu traucējumiem. Geriatrisko pacientu pirmreizējās vizītes iemesls pie podologa manā praksē, lielākoties ir aktuālas un traucējošas pēdu veselības problēmas, nevis to profilakse.

5

Manuprāt, vecie ļaudis nav pietiekami informēti par pēdu deformāciju attīstības iemesliem, saistību ar citām orgānu sistēmām, deformāciju profilakses un ārstēšanas iespējām.

**Pētījuma mērķis:**

Noskaidrot biežākos pēdu deformāciju veidus geriatriskajiem pacientiem.

**Pētījuma jautājums:**

Kādi ir biežākie pēdu deformāciju veidi geriatriskajiem pacientiem?

**Darba uzdevumi:**

1. Analizēt medicīnisko zinātniski pētniecisko literatūru par biežākajām pēdu deformācijām geriatriskajiem pacientiem, konservatīvajām ārstēšanas metodēm, pēdas kaulu koriģējošām operācijām, pacientu pēcoperācijas aprūpi un rehabilitāciju.

2. Izstrādāt pētījuma instrumentu – pēdu apskates protokolu.

3. Noskaidrot biežākās gados vecāku cilvēku pēdu deformācijas.

4. Apkopot un analizēt iegūto informāciju, izdarīt secinājumus.

5. Izstrādāt ieteikumus vecāka gadagājuma cilvēkiem pēdu deformāciju aprūpei.

**Darba metode un populācija:**

- **Pētījuma metode**

Darba realizācijai izmantota kvalitatīvā pētniecības metode – novērojums.

- **Pētījuma dalībnieki**

Pētījumā iesaistīti vīrieši un sievietes ar pēdu deformācijām vecumā no 55 gadiem.

- **Darba analīze**

Pētījuma datu apstrāde veikta, pielietojot MS Excel programmu.

6

# 1. Literatūras apskats

## 1.1. Novecošanas pētniecība

Kopš seniem laikiem cilvēki ir vēlējušies dzīvot ilgi un saglabāt labu veselību, kas ir galvenais nosacījums, lai pilnvērtīgi izmantotu savas dzīves iespējas.

Attīstoties medicīnai, ģenētikai, ķīmijai un citām zinātnes nozarēm, novecošanās un to ietekmējošie faktori kļuvuši par daudzu zinātnisku pētījumu objektu. Cilvēka un citu dzīvo organismu novecošanās likumsakarības pēta bioloģijas un medicīnas nozare gerontoloģija. Ar kopīgu mērķi - uzlabot cilvēka dzīves kopējo kvalitāti visa mūža garumā, radītas neskaitāmas teorijas un koncepcijas. Mūsdienu cilvēkam nenoliedzami ir daudzkārt lielākas iespējas piedzīvot sirmu vecumu, nekā iepriekšējām paaudzēm, tomēr tās ne vienmēr tiek pilnvērtīgi izmantotas dažādu iemeslu, piemēram, zināšanu un motivācijas trūkuma dēļ. Novecošanas teorijas iedala divās grupās:

1. Šūnu teorijas;
2. Sistēmas, jeb visa organisma teorijas [5.].

"Novecošana ir pakāpenisks process, kas aptver visas organisma funkcijas un ko raksturo

- heterokinētisms- dažāds novecošanas ātrums dažādos audos;

- heterotopisms- novecošana dažādos audos un orgānos ir dažāda;

- heterohronisms- novecošanas izraisītas nevienlaicīgas pārmaiņas dažādos audos, orgānos un sistēmās." [3.,11. lpp.]

Cilvēka organismu no pāragras novecošanās aizsargā dabīgās aizsargsistēmas- genotipiskie (pārmantotie) un fenotipiskie ( iegūtie) aizsargmehānismi:

- Pie genotipiskajiem mehānismiem pieskaitāma toksisko vielu neitralizēšana aknās, brīvo radikāļu saistīšana ar antioksidantu sistēmas palīdzību un citi.

- Savukārt, fenotipisko aizsargmehānismu izveidi un sekmīgu darbību nodrošina organisma individuālo adaptācijas un pašregulācijas procesu savstarpējā mijiedarbība visas dzīves garumā [5.].

Novecošana ir fizioloģisks process, kas skar ikvienu dzīvu organismu un ir ģenētiski ieprogrammēts katrā dzīvā šūnā - novecošana ir individuālo organisma procesu kopums, kas noris vispārējo likumsakarību ietvaros. Patoloģiskas novecošanas gadījumā izšķiroša nozīme ir dažādiem kaitīgajiem faktoriem, kuru iedarbības rezultātā tiek izjaukta organisma aizsargsistēmu sadarbība un funkcijas [5.].

Dažādos informācijas avotos rodams atšķirīgs cilvēka mūža iedalījums vecumposmos. Nav vienotības par atsevišķu vecumposmu robežām un par to piemērošanu abiem dzimumiem. Pasaules Veselības organizācijas (PVO) apstiprinātā klasifikācija vecāka gadagājuma ļaudīm, paredz sekojošu iedalījumu:

- No 55 gadu vecuma- vecāka gadagājuma ļaudis
- 55 līdz 70 gadi - padzīvojuši cilvēki
- 70 līdz 85 gadi – veci cilvēki
- no 85 gadu vecuma – ļoti veci cilvēki [5.].

Pēdējā desmitgadē veikto socioloģisko pētījumu rezultāti apliecina, ka Eiropā ievērojami palielinās to iedzīvotāju skaits, kas pārsnieguši 65 gadu vecumu - sabiedrībai kopumā ir stabila tendence novecot. No tā var secināt, ka geriatrisko pacientu aprūpe kļūs arvien pieprasītāka visās medicīnas nozarēs [6.].

8

## 1.2. Vecāka gadagājuma cilvēku aprūpes tendences Latvijā

2000. gada 7. decembrī pieņemtās Eiropas Savienības Pamattiesību hartas 25. pants paredz vecāka gadagājuma cilvēku tiesību atzīšanu un ievērošanu:

- Tiesības uz neatkarīgu un cilvēka cienīgu dzīvi;
- Dalību kultūras un sociālajā dzīvē.

ES Pamattiesību harta ir ES dokuments, kurā, respektējot Eiropas sabiedrības izmaiņas pēdējo 50 gadu laikā, reglamentētas ES iedzīvotāju tiesības un brīvības [7.,8., 9.].

2007.gada 13.decembrī Lisabonā Eiropas Savienības valstu līderu parakstītajā Reformu līgumā paredzēts, ka Eiropas Savienības Pamattiesību harta būs dalībvalstīm juridiski saistošs dokuments (izņemot Lielbritāniju un Poliju). Lai līgums stātos spēkā, tas jāratificē visās 27 dalībvalstīs. Ratifikāciju plānots īstenot tuvāko gadu laikā [1.,8.].

Latvijā ir izveidota un aktīvi darbojas Latvijas Gerontoloģijas un geriatrijas asociācija (prezidents- profesors Jānis Zaļkalns). Vecāka gadagājuma ļaužu sociālo un citu problēmu aktualizēšana un risināšana valstiskā līmenī ir arī Latvijas Pensionāru federācijas galvenā prioritāte (priekšsēdētāja- Aina Verze).

Šobrīd Latvijā geriatriskā aprūpe ambulatori tiek nodrošināta primārās veselības aprūpes iestādēs. To valsts programmas ietvaros veic ģimenes ārsti. Šī aprūpes forma tiek īstenota arī vecu ļaužu pansionātos. Pēdējos gados vērojama pozitīva tendence - komunikācijas uzlabošanās starp dažādiem vecāka gadagājuma ļaužu aprūpē iesaistītajiem speciālistiem un iestādēm, informācijas pieejamībai nereti ir izšķiroša nozīme neatliekamās palīdzības etapā [6., 10.].

Stacionāri specializēta geriatriskā aprūpe ir pieejama VSIA Rīgas Austrumu slimnīca klīnikā "Biķernieki"-Valsts Klīniskajā gerontoloģijas centrā (70 gultas vietas). Centra pacientiem ir pieejami ārstnieciskās pēdu aprūpes pakalpojumi [6.].

Daļu ikdienas rūpju par vecāka gadagājuma cilvēkiem Latvijā īsteno dažādas labdarības organizācijas, to darbības pamatā ir brīvprātības un žēlsirdības principi. Šī aprūpe vairāk vērsta uz vientuļu un trūcīgo ļaužu eksistenciālo vajadzību nodrošināšanu. Vairāki privātie uzņēmumi nodrošina veco ļaužu mājas aprūpi, rehabilitāciju un medicīnisko manipulāciju izpildi par

9

noteiktu samaksu. Šāda iespēja gan nav pieejama visos reģionos.

Vecāka gadagājuma ļaužu aprūpes stratēģiskā plānošana arvien ir nepietiekama valstiskā līmenī. Geriatrisko pacientu aprūpe ir darbietilpīga un, lielākoties, finansiāli neizdevīga ambulatorās aprūpes sniedzējam valsts programmas ietvaros. Lai panāktu nozīmīgu situācijas uzlabojumu, ir jāmainās sabiedrības kopējai attieksmei pret vecajiem cilvēkiem, jāatsakās no iesīkstējušiem aizspriedumiem, piemēram, ka vecs cilvēks un sāpošas kājas ir nedalāmi jēdzieni. Tomēr pēdējo gadu tendences liecina, ka pakāpeniski vecāka gadagājuma cilvēku vajadzības un problēmas tiek apzinātas, aktualizētas un, sadarbojoties valsts un sabiedriskajām organizācijām, tiek meklēti risinājumi to mazināšanai [11.].

## 1.3. Geriatrijas principi pēdu deformāciju aprūpē

"Geriatrija ir zinātne (mācība) par vecāka gadagājuma cilvēku slimībām, to kliniskās gaitas īpatnībām, ārstēšanu, rehabilitāciju, profilaksi, medicīnisko un sociālo aprūpi, tā ir kliniskās medicīnas nozare, kas pētī cienījama un vecāka gadagājuma cilvēku slimības, izstrādā to diagnostiku un ārstēšanās metodes" [5., 7.lpp.].

Geriatrijas kompetences un darbības virzienus pēdu deformāciju aprūpē nosacīti var iedalīt trīs grupās:

1. Vecums un pēdu deformācijas;
2. Aprūpes sniedzēja un pacienta komunikācija;
3. Pēdu veselības un sociālā rehabilitācija [5.].

Geriatrija un gerontoloģija kā zinātnes attīstās pastāvīgi mijiedarbojoties. Praktiski pielietojot zinātnes sasniegumus, iespējams nodrošināt vecāka gadagājuma cilvēku starpdisciplināru pēdu deformāciju aprūpi visos tās etapos:

- Veicot savlaicīgu riska faktoru korekciju un pacientu izglītošanu;

- Īstenojot agrīnu pēdu deformāciju, kā arī blakusslimšanu diagnostiku un ārstēšanu atbilstoši vecumposma īpatnībām;

- Mazinot hronisko pēdu problēmu manifestācijas risku;

- Nodrošinot rehabilitāciju pēc pēdu koriģējošajām operācijām, radot nosacījumus maksimāli kvalitatīvākai adaptācijai apkārtējā vidē un sabiedrībā [4.,5.].

Katra atsevišķa patoloģija var izraisīt visa organisma funkciju traucējumus, jeb ir sekas kādam citam tajā notiekošajam patoloģiskajam procesam, tādēļ starpdisciplinārā sadarbība ir nozīmīgs kvalitatīvas geriatrisko pacientu pēdu deformāciju aprūpes nosacījums, nodrošinot visa organisma funkciju stabilitāti.

Novērtējot pacienta vispārējo stāvokli, nepieciešams noteikt vizuālo (bioloģisko) vecumu, kam var būt zināma nozīme atlabšanas periodā, īpaši pēc pēdu koriģējošām operācijām. Bioloģiskā un hronoloģiskā vecuma atšķirības ataino organisma novecošanos, kas dažādu faktoru mijiedarbības rezultātā var būt paātrināta vai palēnināta (ilgdzīvotāji) [3.,4.,12.].

Mana ilggadējā darba pieredze medicīnā apliecina, ka gados vecāki pacienti, kuru vizuālais vecums pārsniedz hronoloģisko vecumu, grūtāk pārcieš ķirurģisku iejaukšanos un viņiem biežāk attīstās pēcoperācijas komplikācijas.

Hronoloģiskais vecums ir cilvēka faktiskais vecums, ko raksturo hronobioloģiskās izmaiņas. Pieaugot pacienta vecumam, tās izpaužas arvien noteiktāk. Bioloģiskais (vizuālais) vecums ataino organisma patieso stāvokli. Tas var ievērojami atšķirties no personas hronoloģiskā vecuma. Bioloģisko vecumu nosaka organisma individuālās pašregulācijas, vielmaiņas, strukturālās un funkcionālās īpatnības. Novecošanas ātrumu būtiski ietekmē ģenētiskie un vides faktori, kā arī konkrēta indivīda adaptācijas spējas un dzīvesveids visa mūža garumā. Pacienta novecošanas objektīvai izvērtēšanai viņa individuālos audu, orgānu un to sistēmu rādītājus salīdzina ar attiecīgajai populācijai raksturīgajiem parametriem [3.,5.,13.].

## 1.4. Novecošanās ietekme uz pēdu deformāciju attīstību

Pirmās novecošanās pazīmes cilvēka organismā pakāpeniski sāk izpausties pēc 25 līdz 30 gadu vecuma sasniegšanas un visbiežāk ir tieši saistītas ar dzīvesveidu, paradumiem vai nelabvēlīgajiem vides faktoriem. Tām nav izšķirošas ietekmes uz vesela cilvēka kopējo veselības stāvokli, jo šajā vecuma periodā labi funkcionē organisma kompensatorie mehānismi. Taču, ja kaitīgo apstākļu iedarbība bijusi ilgstoša un pārmērīga, tie var darboties kā novecošanās procesa katalizatori, izraisot objektīvi konstatējamas novecošanās pazīmes. Piemēram, priekšlaicīga ādas novecošanās, ko izraisa ilgstoša un regulāra solārija apmeklēšana. [3.].

Novecošanās pazīmes iespējams maskēt veicot dažādas estētiskās un plastiskās ķirurģijas operācijas, krāsojot vai skujot apmatojumu, ar skaistumkopšanas līdzekļu, kosmētisko procedūru palīdzību, un citiem paņēmieniem. Neuzmanīgi apskatot pacientu, var kļūdīties, novērtējot viņa vecumu un veselības stāvokli [12.].

Daļa simptomu un pazīmju, ko var klasificēt kā fizioloģiskās novecošanās izpausmes, patiesībā var izrādīties patoloģija. Vecāka gadagājuma cilvēkiem biežāk raksturīga atipiska slimību norise vai pat klīnisko simptomu trūkums, turklāt novecojot pieaug dažādu blakussaslimšanu risks, kas var nozīmīgi ietekmēt pamatsaslimšanas gaitu un, pat prognozi. Piemēram, pacientei pēc menopauzes, ar samazinātu kaulu blīvumu, veicot pēdas kaulu koriģējošu operāciju ir paaugstināts pēcoperācijas komplikāciju risks, savukārt osteoporozes vai cukura diabēta gadījumā pēcoperācijas komplikāciju risks ir ļoti augsts [4.,12.].

Īstenojot mērķtiecīgu starpdisciplināro sadarbību, kurā ietverta ortopēdiskā un podoloģiskā aprūpe, iespējams uzlabot geriatrisko pacientu pēdu veselību kopumā.

Pēdu deformācijas atstāj negatīvu ietekmi uz veselības stāvokli un dzīves kvalitāti, sāpes pēdās ir galvenais pirmreizēja geriatrisko pacientu apmeklējuma iemesls manā podologa praksē. Ilgstoši apgrūtināta pārvietošanās iespēja kombinācijā ar hroniskām sāpēm, negatīvi ietekmē cilvēka aktivitātes spējas, pašvērtējumu, dzīvesprieku un pat komunikāciju ar līdzcilvēkiem. Komandas princips ir galvenais kvalitatīvas geriatrisko pacientu aprūpes nosacījums. Profesionāla pēdu deformāciju aprūpe ir ilgtermiņa pasākums, kurš nav īstenojams bez individuālas, iejūtīgas un ieinteresētas attieksmes pacienta problēmu risināšanā [14.].

## 1.4.1. Izmaiņas orgānu sistēmās

**Balsta un kustību aparāts**

Novecošanas radītās fizioloģiskās izmaiņas:

* Muskuļu masas samazināšanās;
* Muskulatūras atrofija;
* Osteofītu veidošanās;
* Kaulu blīvuma samazināšanās (īpaši sievietēm), osteoporoze;
* Skrimšļu elasticitātes un biezuma samazināšanās [13.,15.,16.].

Minētās fizioloģiskās izmaiņas var veicināt:

* Apakšējo ekstremitāšu kaulu plīsumus un lūzumus;
* Locītavu rigiditāti, kontraktūras, ankilozi;
* Slodzes tolerances samazināšanos;
* Pēdas noslogojuma izmaiņas;
* Kaulu deformācijas, pleznas kaulu deformācijas, apkārtējo audu traumatizāciju;
* Pēdas velvējuma izzušanu;
* Gaitas amortizācijas un stabilitātes traucējumus;
* Līdzsvara un stājas izmaiņas;
* Dažādus jušanas traucējumus, sāpes [13.,15.,16.].

Kaulu, locītavu un muskulatūras deģeneratīvo procesu attīstībā liela nozīme ir dzīvesveidam un uztura paradumiem. Fiziski mazaktīviem vecāka gadagājuma ļaudīm ir izteiktāks gan muskuļu masas zudums attiecībā pret ķermeņa tauku slāni, gan locītavu kustību amplitūdas samazināšanās, kuru nereti pavada sāpju sindroms. Tas noved pie paradoksālas situācijas, kad pacienti izvairās no fiziskas aktivitātes, jo tā ir apgrūtinoša, kaut gan dozēta slodze uzlabo visu

14

orgānu sistēmu darbību un dzīves kvalitāti kopumā. Regulāras fiziskās aktivitātes, kuru laikā tiek izvingrinātas visas pēdu locītavas novērš kontraktūru un rigīdu deformāciju attīstību [4.,15.].

**Āda, tās derivāti**

Novecošanās radītās izmaiņas:

- Zemādas tauku slāņa samazināšanās;
- Ādas biezuma samazināšanās;
- Ādas elasticitātes pazemināšanās;
- Sviedru, tauku dziedzeru atrofija, apmatojuma izzušana;
- Reakcijas spējas palēnināšanās uz mehānisku un termisku kairinājumu iedarbību.

Āda kļūst plāna, sausa, trausla un nepietiekami veic organisma aizsargfunkcijas. Pieaug ādas un zemādas audu traumatizācijas un infekcijas risks, palēninās brūču dzīšana. Palielinās ādas un zemādas audu bojājuma risks kaulu izvirzījumu vietās [13.].

Ādas veseluma saglabāšanā vislielākā nozīme ir pēdu ikdienas pašaprūpei un profesionālai aktuālo problēmu risināšanai.

**Nervu sistēma**

Novecošanās radītās izmaiņas:

- Neironu skaita samazināšanās;
- Nervu vadāmības palēnināšanās, refleksu pavājināšanās;
- Kustību ātruma samazināšanās;
- Atsevišķu smadzeņu audu atrofija;
- Muskulatūras tonusa pazemināšanās - viens no galvenajiem faktoriem, kas veicina pēdu deformāciju attīstību [13.,15.].

15

Minēto izmaiņu netiešā ietekme uz pēdu veselību :

- Dažādas mehāniskas, termiskas un ķīmiskas traumas, sakarā ar kritieniem un pazeminātu maņu orgānu jūtību.
- Neiropātisku čūlu attīstības risks.
- Kļūdas pēdu pašaprūpē, ielaistas pēdu slimības, neefektīva pacienta izglītošana, sakarā ar augstāko smadzeņu funkciju pavājināšanos [13.,4.].

Svarīgi ir regulāri izvērtēt pacienta stāvokli. Centrālās un perifērās nervu sistēmas izmaiņu gadījumā svarīgi nodrošināt drošu vidi, tas nozīmē, ka vecāka gadagājuma pacientu ikdienas aktivitātes un aprūpe jāplāno īpaši rūpīgi, iesaistot tajā pacienta tuviniekus un nepieciešamos speciālistus.

**Veģetatīvo un endokrīno funkciju izmaiņas:**

- Aknu funkciju pavājināšanās;
- D, B vitamīnu, dzelzs, kalcija, aminoskābju un taukskābju uzsūkšanās traucējumi;
- Termoregulācijas traucējumi;
- Vielmaiņas palēnināšanās;
- Nieru funkciju pavājināšanās;
- Samazināta hormonu produkcija, pavājināta mērķa receptoru jūtība pret tiem [13.,15.].

Šīs izmaiņas skar dzīvībai svarīgos orgānus, kuru funkciju traucējumi var izraisīt lavīnveida patoloģisko izmaiņu attīstību.

Hipertireoze geriatriskajiem pacientiem var izpausties atipiski, piemēram, kā neiromuskulāri traucējumi, kuru gadījumā visbiežāk dominē sūdzības par sāpēm muskuļos un locītavās, vājumu, svara zudumu, objektīvi konstatē distālas vai proksimālas neiropātijas. Savukārt ādas sausums un muskuļu sāpes var liecināt par hipotireozes attīstību [4.].

Ietekme uz pēdu un apakšstilbu veselību:

- Cukura diabēta attīstība, sakarā ar insulīna vielmaiņas traucējumiem;
- Salšanas sajūta ekstremitātēs, saistīta ar termoregulācijas traucējumiem;

16

- Aknu dezintoksikācijas spēju pavājināšanās palielina toksisku dermatītu risku;

- Apakšējo ekstremitāšu tūska, sakarā ar nepietiekamu nieru funkciju;

- Kaulu lūzumi, šaustīti ar kalcija un dzimumhormonu deficītu;

- Ķermeņa masas pieauguma radītas pēdu noslogojuma izmaiņas, deformāciju progresēšana;

- Hronisku slimību izraisītas apakšstilbu un pēdu čūlas [13.].

**Kardiovaskulārā sistēma**

- Vēnu elasticitātes izzušana – venozo sastrēgumu, trombozes, venozo čūlu risks;

- Baroreceptīvā refleksa pavājināšanās – ortostatiskā hipotensija palielina traumatizācijas risku;

- Asinsvadu sklerotizācija – izraisa hipertoniju, asins apgādes traucējumus apakšējās ekstremitātēs, išēmiskas, trofiskas čūlas. Pieaug izgulējumu risks kaulu izvirzījumu vietās mazkustīguma gadījumā;

- Eritropoēzes pavājināšanās – samazinās asins skābekļa ietilpība, izraisot apakšējo ekstremitāšu audu hipoksiju;

- Asiņu prokoagulatīvās aktivitātes palielināšanās – trombozes risks;

- Miokarda išemizācija – sirds funkciju traucējumu, trombozes risks, apakšējo ekstremitāšu tūska [13.,15.].

Kardiovaskulārās saslimšanas veicina patoloģisku novecošanu. Patoloģiskā novecošanas procesā vērojamas izmaiņas sirds vārstulēs, miokardā, artērijās un aortā [4.].

Apakšējo ekstremitāšu asinsapgādes traucējumi veicina pēdu deformāciju attīstību, ievērojami palielina ādas bojājumu, arteriālu, venozu čūlu un sekundāras infekcijas risku. Mazkustīguma, ekstremitāšu imobilizācijas gadījumā – paaugstināts izgulējumu risks. [4.].

17

**Imunoloģiskā sistēma**

- T un B limfocītu darbības pavājināšanās.
- T supresoru aktivitātes pastiprināšanās.
- Palielinās iespēja saslimt ar infekcijas, onkoloģiskām un autoimūnām saslimšanām. Pieaug sekundāras infekcijas risks kāju un pēdu traumatizācijas gadījumā [13.,15.].

**Dzirde**

- Presbikūze - augsto toņu uztveres spējas izzušana.
- Vadāmības kurlums – mehāniska auss eju aizsprostošanās.

Dzirdes pavājināšanās, veicot neprofesionālu pacienta izglītošanu, var novest pie kļūdainas vai pacientam kaitējošas verbāli sniegto aprūpes ieteikumu izpildes [15.].

**Redze**

- Dziļuma uztveres, krāsu atšķiršanas, redzes akomodācijas pavājināšanās – traumatisma risks, grūtības darboties ar sīkākiem priekšmetiem (šķēres, nagu un pēdu vīles u.c.);
- Redzes lauka, redzes asuma samazināšanās;
- Jutības pret spožu gaismu palielināšanās [15.].

Minēto izmaiņu netiešā ietekme uz pēdu veselību:

- Rakstisku aprūpes norādījumu nepildīšana, sakarā ar nespēju tos izlasīt.
- Nepareiza medikamentu lietošana, saistīta ar grūtībām izlasīt marķējumu un lietošanas instrukciju.
- Ielaistas pēdu deformācijas un saistītās pēdu veselības problēmas, sakarā ar ilgstošu nespēju objektīvi novērtēt pēdu vizuālo stāvokli.
- Dažādu pēdu un kāju nagu patoloģiju attīstība, sakarā nespēju veikt ikdienas pēdu higiēnu, redzes traucējumu dēļ [13.,15.].

18

**Psihosociālais stāvoklis**

- Emocionālais autisms, nespēja pielāgoties dzīves izmaiņām;
- Sabiedriskās aktivitātes samazināšanās, sociālā izolētība;
- Pašvērtējuma samazināšanās, depresija;
- Motivācijas trūkums;
- Bailes no novitātēm;
- Ķermeņa masas pieaugums rada pēdu noslogojuma izmaiņas [14.,18.].

Minētie faktori nelabvēlīgi ietekmē pašaprūpes kvalitāti un pacienta līdzestību, savukārt emocionāli līdzsvaroti un sociāli aktīvi geriatriskie pacienti lielākoties ir ieinteresēti pēdu veselības uzturēšanā un uzlabošanā [15.,17.].

## 1.5. Pēdas kaulu koriģējošās operācijas

Pēdas kaulu defomācijas izjauc pēdas atbalsta punktu sistēmu, tādēļ pēda nepilnvērtīgi veic amortizācijas un līdzsvara funkcijas statiskas un dinamiskas slodzes laikā, radot sekundāras izmaiņas ceļu, gūžu locītavās un mugurkaulā. Pēdu deformāciju gadījumā raksturīgas sāpes, kas saistītas ar pēdas noslogošanu aktivitāšu laikā. Operatīvā terapija novecošanās izraisītu pēdu deformāciju gadījumā ieteicama gadījumos, kad tās ir izteikti traucējošas un ar tām saistīto diskomfortu un sāpes neizdodas novērst ar citām metodēm (individuālās ortopēdiskās zoles, supinatori, ortopēdiskie apavi, regulāra podoloģiskā aprūpe). Operācijas galvenais mērķis ir atjaunot pēdas kaulu anatomisko novietojumu [1.,16.,19.].

Pēdas kaulu koriģējošās operācijas tiek veiktas pielietojot vispārējo vai epidurālo anestēziju. Agrīnajā pēcoperācijas periodā atsāpināšanai 1 – 2 dienas visbiežāk nozīmē narkotiskos analgētiķus (piemēram., Promedolu 20 mg i/m). Vēlāk pretsāpju terapijai pielieto nesteroīdos pretiekaisuma līdzekļus (piemēram, Perfalgan 100 mg i/m 3x dienā)[19]..

Pēdas kaulu iekšējai fiksācijai tiek pielietotas speciālas stieples, skrūves, plāksnes u.c fiksatori. Pēdas ārējo fiksāciju parasti nodrošina ar ģipša longetes palīdzību. Slodzes novēršanai

19

uz operēto ekstremitāti, pēc pēdas kaulu koriģējošām operācijām izmanto elkoņkruķi ( līdz ģipša noņemšanai, aptuveni 4 – 6 nedēļas.) [19.].

**Pēcoperācijas aprūpes galvenie principi:**

- Adekvāta atsāpināšana;
- Ekstremitātes imobilizācija;
- Brūču infekcijas profilakses pasākumi;
- Atraumatiska brūču pārsiešana;
- Agrīna aktivizācija;
- Pacienta izglītošana un praktiskā apmācība - kruķu lietošana, pašaprūpe, apavu izvēle, rehabilitācijas pasākumi.
- Blakussaslimšanu ārstēšana;
- Imobilizētās ekstremitātes asinsapgādes un apkārtējo audu stāvokļa kontrole;
- Turpināt operācijas plānošanas periodā uzsākto riska faktoru korekciju - palielināta ķermeņa masa, osteoporoze ;
- Pēdas noslogojuma korekcija ar ortopēdiskajiem palīglīdzekļiem pēc imobilizācijas atcelšanas;

## 2. Pētījuma apskats

### 2.1. Pētījuma metodes

Lai noteiktu biežākās vecāka gadagājuma cilvēku pēdu deformācijas, pētījuma ietvaros, savā podologa praksē veicu 100 geriatrisko pacientu pēdu un apavu apskati. Biomedicīniskā pētījuma veikšanai saņēmu RSU Ētikas komisijas apstiprinošu lēmumu (1. pielikums) Apskates rezultātus dokumentēju pēdu apskates protokolā (2. pielikums). Pētījumā tika iekļauti vīrieši un sievietes ar pēdu deformācijām vecumā no 55 gadiem. Dalība pētījumā bija brīvprātīga un anonīma, visi pētījuma dalībnieki izrādīja interesi par pētījumu un labprāt izmantoja iespēju tajā piedalīties. 96 pētījuma dalībnieki pēdu aprūpes kabinetā ieradās pārvietojoties patstāvīgi vai, dažos gadījumos, ar tuvinieku atbalstu. Četru pētījuma dalībnieku pēdu apskati veicu mājas vizīšu laikā (šāds pakalpojums tiek piedāvāts pacientiem, kuri vispārējā veselības stāvokļa dēļ nevar ierasties uz pēdu aprūpi prakses telpās).

Lai izvērtētu ķermeņa masas ietekmi uz pēdu deformāciju attīstību veicu pētījuma dalībnieku ķermeņa svara un auguma garuma mērīšanu, aprēķināju katra dalībnieka ķermeņa masas indeksu (ĶMI).

21

## 2.2. Pētījuma rezultāti

Visplašāk pārstāvētā grupa pētījumā bija vecumā no 55 līdz 64 gadiem – 46 dalībnieki, 30 dalībnieku vecums bija no 65 līdz 74 gadiem, savukārt vecuma grupu no 75 līdz 84 gadiem pārstāvēja 20 dalībnieki. Tikai 4 geriatriskie pacienti bija sasnieguši 85 gadu vecumu (4.1.att.).

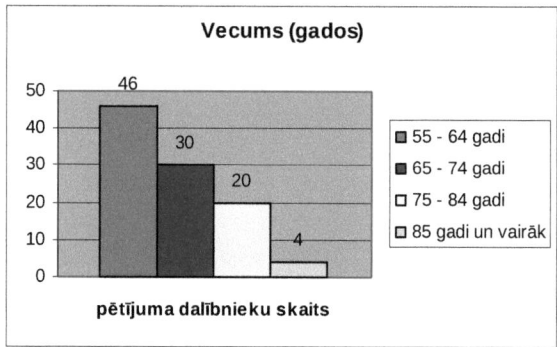

4.1.att. Pētījuma dalībnieku vecums

57 pētījuma dalībniekiem konstatēju palielinātu ķermeņa masu – ĶMI no 25,0 līdz 29,9, savukārt aptaukošanos (ĶMI – 30 un vairāk) konstatēju 23 gadījumos. Nevienam pētījuma dalībniekam nebija samazināta ķermeņa masa (ĶMI – mazāks par 18.5). Normāla ķermeņa masa (ĶMI – 18.5 – 24.9) bija 20 pētījuma dalībniekiem (4.2.att)

22

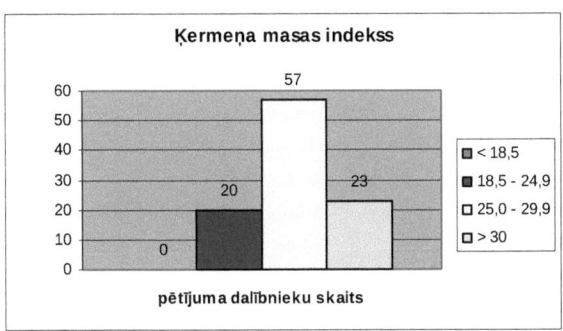

4.2.att. ĶMI grafiskais atainojums

Pētījuma dalībnieku pēdu kustībspēju izvērtēšanu veicu pēdu apskates laikā, manuāli nosakot kustību iespējamību pēdas locītavās. Brīvas kustības pilnā apjomā konstatēju 45 geriatriskajiem pacientiem, kontraktūras, jeb ierobežotas kustības bija 42 pētījumā iesaistītajiem geriatriskajiem pacientiem, savukārt ankilozi, jeb kustībnespēju kādā no pēdas locītavām novēroju 13 pētījuma dalībniekiem. Pēdu kustībspēju novērtējums grafiski atainots 4.3 attēlā.

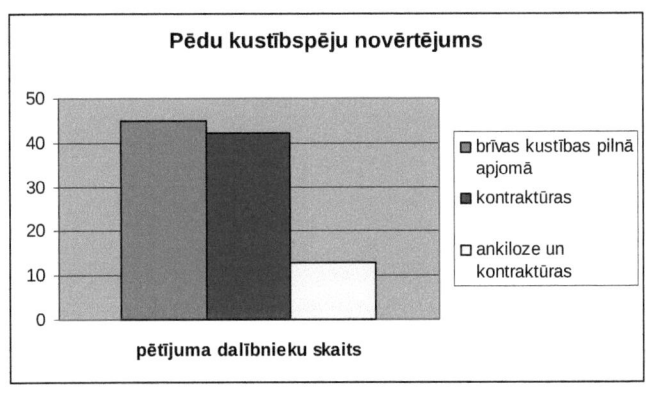

4.3.att. Pētījuma dalībnieku pēdu kustībspēju novērtējums

Lai noteiktu pētījumā iesaistīto geriatrisko pacientu biežākās pēdu deformācijas, veicu

23

pēdu stāvokļa vizuālu novērtēšanu dinamiskas un statiskas slodzes laikā - gaitas un stāvēšanas laikā. Pēdu apskates laikā, veicu pēdas velvju, mīksto audu, metatarsālo kaulu galviņu palpāciju. Iegūtos rezultātus dokumentēju pēdu apskates protokola sadaļā „deformācijas".

Apkopojot pētījuma rezultātus, konstatēju, ka visiem pētījumā iesaistītajiem geriatriskajiem pacientiem ir pazeminātas pēdas velves. Nevienā gadījumā pēdas velves nebija atbilstošas normai. Lielākajai daļai - 56 pētījuma dalībniekiem konstatēju plakanās pēdas 1.stadiju, kuras gadījumā bija vērojama neliela pēdas velvju pazemināšanās. 32 pētījuma dalībniekiem apskates laikā konstatēju 2. pakāpes plakano pēdu – saplacinātu šķērsvelvi un daļēji saplacinātas gareniskās velves, savukārt 3.pakāpes plakanā pēda ar pilnībā saplacinātām pēdas velvēm bija 12 pētījuma dalībniekiem (4.3.att.).

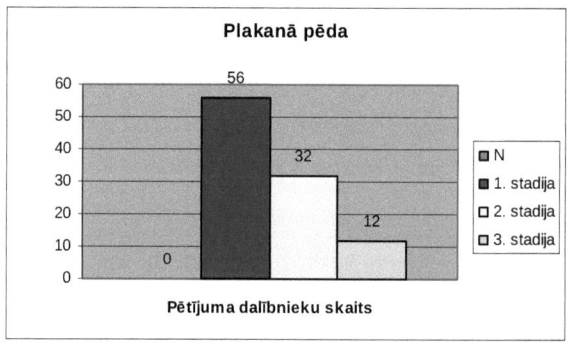

4.4.att. Plakanās pēdas biežums pētījuma dalībniekiem

Pētījuma dalībniekiem ar plakanās pēdas 1. stadiju (56 pacienti), visbiežāk novēroju kāju pirkstu deformācijas, kuras izpaudās kā pirkstu rotācija – 24 pacienti, otra biežāk novērotā deformācija bija pirkstu deviācija – 16 dalībnieki. Pirkstu deviācija 10 gadījumos bija saistīta ar hallux valgus deformāciju. Desmit dalībniekiem bija āmurveida pirkstu deformācija, savukārt 18 pētījuma dalībniekiem ar plakano pēdu, tās attīstības 1. stadijā, nekonstatēju nevienu no minētajām deformācijām (4.1.tab.).

Deformāciju progresēšana, atkarībā no plakanās pēdas stadijas

| Deformācijas veids | Plakanās pēdas 1.stadija | Plakanās pēdas 2.stadija | Plakanās pēdas 3.stadija | Kopā: |
|---|---|---|---|---|
| Hallux valgus | 10 | 17 | 9 | **35** |
| āmurveida pirksti | 10 | 21 | 12 | **42** |
| pirkstu rotācija | 24 | 25 | 12 | **60** |
| pirkstu deviācija | 16 | 25 | 10 | **50** |
| neviena no minētajām deformācijām | 18 | 1 | 0 | **19** |

Pētījuma dalībniekiem ar plakano pēdu, tās attīstības 2. stadijā (32 dalībnieki) deformāciju biežums pieauga – pirkstu deviācija bija 25, pirkstu rotācija – 25, āmurveida pirksti – divdesmit vienam, savukārt hallux valgus deformācija – 17 pētījuma dalībniekiem. Neviena no minētajām deformācijām nebija vienam pacientam ar plakano pēdu 2.stadijā.

Veicot deformāciju novērtēšanu pētījumā iesaistītajiem pacientiem ar 3. pakāpes plakano pēdu (12 dalībnieki), konstatēju, ka visos gadījumos bija vērojama āmurveida pirkstu deformācija un pirkstu rotācija. Desmit dalībniekiem novēroju pirkstu deviāciju, bet deviņiem – hallux valgus deformāciju.

Pēdu deformāciju kopējo rezultātu atainojums visiem pētījumā iesaistītajiem geriatriskajiem pacientiem aplūkojams 4.5.attēlā.

25

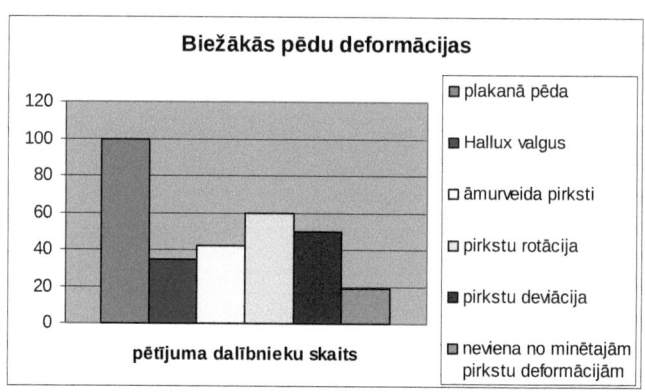

4.5.att. Biežākās geriatrisko pacientu pēdu deformācijas

Plakanā pēda (100 dalībnieki), pirkstu rotācija (60 dalībnieki) un pirkstu deviācija (50 dalībnieki) ir biežākās pēdu deformācijas pētījumā iesaistītajiem geriatriskajiem pacientiem.

Veicot pacientu novērošanu patstāvīgas pārvietošanās – iešanas, apavu uzvilkšanas un pēdu palpācijas laikā, sešdesmit trim no 100 pētījuma dalībniekiem novēroju dažādas lokalizācijas un rakstura sāpes pēdās (4.6.att.).

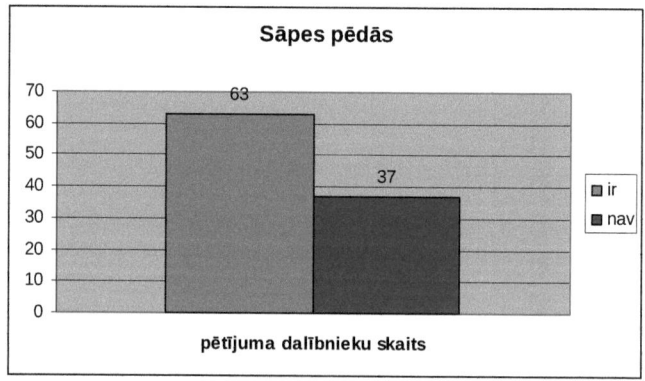

4.6.att. Sāpes pēdās geriatriskajiem pacientiem ar pēdu deformācijām

26

Par sāpju esamību pārliecinājos, novērojot pētījuma dalībnieku sejas izteiksmi, neiromuskulārās reakcijas un izvērtējot verbāli izteiktās sajūtas.

Visbiežāk konstatētais sāpju iemesls pētījuma dalībniekiem bija varžacu lokalizācijas vietu palpācija - 27 dalībnieki . Novēroju, ka ieaujot kājas apavos un pārvietojoties, viņi centās saudzēt varžacu lokalizācijas apvidus tādējādi izmainot gan stāju, gan ķermeņa simetriju (4.2.tab.).

4.2.tab.

Sāpju lokalizācija un biežums plakanās pēdas gadījumā

| Sāpju lokalizācija | Plakanā pēda- 1.stadija | Plakanā pēda- 2.stadija | Plakanā pēda- 3.stadija | kopā: |
|---|---|---|---|---|
| hallux valgus | 4 | 2 | 2 | 8 |
| metatarsālā daļa | 12 | 10 | 1 | 23 |
| pirksti | 0 | 6 | 0 | 6 |
| pēdas vidusdaļa | 2 | 1 | 0 | 3 |
| potītes | 1 | 1 | 0 | 2 |
| varžacis | 13 | 9 | 5 | 27 |
| papēži | 1 | 3 | 0 | 4 |
| pēdas dorsālā virsma | 0 | 1 | 0 | 1 |
| brūces | 1 | 0 | 0 | 1 |
| locītavas | 1 | 0 | 1 | 2 |
| ādas plaisas | 1 | 0 | 0 | 1 |
| visa pēda | 0 | 0 | 1 | 1 |
| kopā: | 30 | 23 | 10 | 63 |

Divdesmit trim pētījuma dalībniekiem novēroju sāpes pēdu metatarsālajā daļā, bet astoņos gadījumos sāpju iemesls bija pirmā metatarsālā kaula deformācija, jeb hallux valgus.

Pēdu apskates laikā konstatētos pēdu bojājumus atzīmēju pēdu apskates protokola sadaļā „spiediena izraisītie bojājumi " un, nepieciešamības gadījumā, novērojumus precizēju sadaļā „piezīmes"(4.3.tab.).

4.3.tab.

Sadaļā „piezīmes" atzīmētās pēdu problēmas

| Piezīmes | Plakanās pēdas 1. stadija | Plakanās pēdas 2. stadija | Plakanās pēdas 3. stadija | kopā: |
|---|---|---|---|---|
| tūska | 3 | 2 | 1 | 6 |
| neiropātiska čūla | 0 | 1 | 1 | 2 |

| | | | |
|---|---|---|---|
| ādas plaisas | 9 | 15 | 2 | **26** |
| ādas macerācija pirkststarpās | 7 | 7 | 4 | **18** |
| ādas zvīņošanās | 1 | 0 | 0 | **1** |
| sekundāri dzīstošas brūces pēc pēdu apsaldējuma | 1 | 0 | 0 | **1** |
| ekstremitātes išēmijas pazīmes | 1 | 0 | 0 | **1** |
| strutainas infekcijas perēklis zem varžacs | 1 | 0 | 0 | **1** |
| arteriāla čūla | 0 | 1 | 0 | **1** |

Pēdu apskates protokola sadaļā „piezīmes" biežāk atzīmētās pēdu problēmas bija dažādas lokalizācijas pēdu ādas plaisas – 26 pētījuma dalībniekiem un ādas macerācija pirkststarpās – 18 dalībnieki.

Novērtējot pēdu ādas stāvokli, konstatēju, ka 17 pētījuma dalībniekiem nav pēdu ādas pārragošanās traucējumu. Izteiktas hiperkeratozes novēroju 50, jeb pusei no pētījuma dalībniekiem, bet 33 gadījumos novēroju nelielu pēdu ādas hiperkeratozi (4.7.att.).

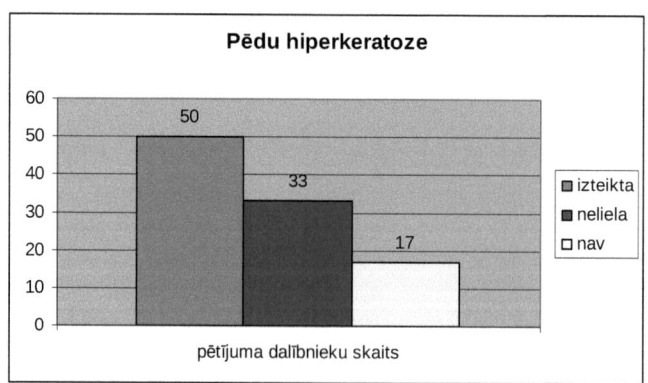

4.7.att. Pēdu hiperkeratozes biežums

Veicot pētījuma dalībnieku apavu apskati, novēroju, ka 42 gadījumos pacienti bija ieradušies uz pēdu apskati ērtos apavos, kas atbilst viņu pēdu anatomiskajām īpatnībām. Tomēr 8 gadījumos no tiem, apavu iekšpusē konstatēju dažādus defektus – rievas, sīkus gružus, virsmas defektus, kas radušies valkāšanas laikā, saveļoties oderes un iekšzoles materiālam.

Pēdai neatbilstoši, neērti apavi novērojuma laikā bija lielākajai daļai – 56 pētījumā iesaistītajiem geriatriskajiem pacientiem. Dažādus defektus apavu iekšpusē konstatēju 37 no šiem pētījuma dalībniekiem, turklāt 31 gadījumā apaviem bija paaugstināts papēdis un 16 gadījumos apavu purngali bija sašaurināti – neatbilstoši pēdas anatomiskajām īpatnībām (4.4.tab.).

4.4.tab.

Pētījuma dalībnieku apavu apskates rezultāti

| | pēdai atbilstoši, ērti apavi | pēdai neatbilstoši, neērti apavi |
|---|---|---|
| paaugstināts papēdis | 2 | 31 |
| sašaurināti purngali | 0 | 16 |
| ortopēdiskie apavi | 2 | 0 |
| ortopēdiskās zolītes | 4 | 0 |
| Ortozes vai supinatori | 6 | 6 |
| defekti apavu iekšpusē | 8 | 37 |
| **kopā:** | **42** | **58** |

Ortopēdiskie apavi bija vienam, ortopēdiskās zolītes – četriem, bet ortozes vai supinatori – 12 no visiem pētījuma dalībniekiem.

## 2.3. Pētījuma rezultātu analīze

Pētījuma dalībnieku skaitliskās attiecības vecuma grupās iespējams izskaidrot ar palielinātu mirstību un, dažādu iemeslu dēļ, samazinātu sociālo un fizisko aktivitāti, pieaugot vecumam un pasliktinoties vispārējam veselības stāvoklim. Turklāt, mazkustīguma gadījumā samazinās pēdu noslogojums, tādējādi mazinās pēdu deformāciju radītās sāpes, kuras parasti ir galvenais iemesls podologa apmeklējumam.

Pētījuma rezultāti liecina, ka lielākajai daļai pētījumā iesaistīto geriatrisko pacientu ir palielināta ķermeņa masa vai aptaukošanās – kopumā 80 dalībniekiem.

Adipoziem geriatriskajiem pacientiem lielākoties ir grūtības aizsniegt savas pēdas, lai veiktu pēdu ikdienas pašaprūpes procedūras.

Adipozitātes dēļ geriatriskajiem pacientiem ar pēdu deformācijām biežāk iespējama sekojošu aprūpes problēmu rašanās:

- Nepietiekama pēdu pašaprūpe, saistīta ar grūtībām aizsniegt pēdas, lai veiktu aprūpes darbības.

- Pēdu deformāciju progresēšana, saistīta ar palielinātu pēdu noslogojumu;

- Varžacis, pēdu hiperkeratoze, saistītas ar pēdas noslogojuma izmaiņām;

- Pēdu ādas plaisāšana, sakarā ar hiperkeratozēm.

- Aktivitātes ierobežojums, mazkustīgums, saistīts ar sāpēm un adipozitāti.

- Perifēro nervu kompresija, saistīta ar pēdas kaulu deformāciju palielināta svara ietekmē.

- Sāpes saistītas ar pēdas kaulu deformāciju.

- Psiholoģisks diskomforts, depresija, saistīta ar hroniskām sāpēm pēdās.

- Kontraktūras, ankiloze, saistīta ar mazkustīgumu.

- Pēdu deformāciju progresēšana, saistīta ar ilgstoši palielinātu pēdu noslogojumu pārmērīgas ķermeņa masas dēļ.

Palielināta svara ietekmē paātrinās pēdas velvju saplacināšanās, kuras rezultātā pēdu noslogojuma laikā atbalsts pret līdzenu pamatni tiek īstenots ar pilnu pēdas virsmu, nevis tikai ar

30

ārējo malu. Plakanās pēdas sākumstadijās pēdas velvju saplacināšanās vērojama pēdas noslogojuma laikā, savukārt nenoslogotai pēdai pēdas velves ir saglabātas. Palielināta ādas sabiezējumu, jeb hiperkeratožu izvietojuma zona uz pēdu virsmas ir viena no pazīmēm, kas liecina par pēdu deformāciju attīstību. To apliecināja arī mani novērojumi – pēdu hiperkeratoze bija aktuāla 83 pētījuma dalībniekiem, turklāt 50 pacientiem tā bija izteikta. Hiperkeratozi konstatēju visiem pētījuma dalībniekiem, kuriem bija pēdu ādas plaisas un varžacis.

Pēdu ādas sabiezējumu nebija 17 pētījuma dalībniekiem, visos gadījumos, tas bija saistīts ar minimālu ikdienas fizisko aktivitāti vai ilgstošu mazkustīgumu. Tātad, samazinoties slodzes ietekmei uz pēdu, ādas pārragošanās process normalizējas, neatkarīgi no plakanās pēdas stadijas un citām aktuālām deformācijām.

Pētījumā iesaistītajām vecāka gadagājuma sievietēm hiperkeratozes un sāpes pēdas metatarsālajā daļā novēroju biežāk nekā vīriešiem, tas saistīts ar apavu izvēli uz paaugstināta papēža. Šīs problēmas iespējams novērst pielietojot atbilstošus ortopēdiskos līdzekļus – secināju salīdzinot šos novērojumus ar pētījuma dalībniču – ortopēdisko zolīšu, ortožu un supinatoru lietotājām, kurām minētās problēmas nebija aktuālas.

Palielināts ķermeņa svars ir viens no faktoriem, kas provocē pēdu deformāciju un ar tām saistīto aktuālo pēdu problēmu attīstību – hiperkeratozes, varžacis un ādas plaisas, īpaši tiem pacientiem, kuri ikdienā valkā pēdas anatomiskajām īpatnībās neatbilstošus, neērtus apavus.

Augstpapēžu apavu valkāšana provocē āmurveida pirkstu deformācijas attīstību vecāka gadagājuma cilvēkiem. Āmurveida pirkstu deformāciju rašanos var veicināt arī jebkuru citu apavu ikdienas valkāšana, ja tā saistīta ar kājas pirkstu piespiedu stāvokli – sasprindzinātiem un savilktiem kāju pirkstiem, lai pārvietojoties noturētu apavu uz kājas. Ilgstošs pēdu piespiedu stāvoklis un mazkustīgums vecāka gadagājuma pacientiem izraisa rigīdu deformāciju attīstību, kas izpaužas ar kustību ierobežojumiem vai kustībnespēju kādā no pēdas locītavām.

Pētījuma laikā novēroju, ka samazinātu pēdu kustībspēju gadījumā nenotiek pietiekama ādas ventilācija deformēto pirkstu saskares vietās. Nekvalitatīvas pēdu pašaprūpes un neatbilstošu apavu valkāšanas rezultātā rodas ādas macerācija pirkststarpās, pieaug sekundāras infekcijas risks. Pirkstu deformāciju – deviācijas un rotācijas izraisītas kaulu izvirzījumu saskares un, nepiemērotu apavu valkāšanas gadījumā, palielināta savstarpējā spiediena rezultātā rodas starppirkstu varžacis - to, kā aktuālu problēmu novēroju piecpadsmit pētījuma dalībniekiem.

Starppirkstu varžacu attīstību veicina ādas un zemādas slāņa biezuma samazināšanās, kā arī nepietiekama pēdu ikdienas pašaprūpe (piemēram, pēc pastaigas neveicot nepieciešamās higiēnas procedūras, saglabājušies nejauši iekļuvušie smilšu graudiņi starp kāju pirkstiem).

Minētajos gadījumos geriatriskajiem pacientiem ar pēdu deformācijām biežāk iespējamas sekojošas aprūpes problēmas:

- Ādas macerācija kāju pirkstu starpās, sakarā ar nepietiekamu deformēto pirkstu ventilāciju to saskares vietās.
- Starppirkstu varžacis, saistītas ar kāju pirkstu deformāciju.
- Sāpes, saistītas ar varžacīm un ādas plaisām.
- Aktivitātes ierobežojums, saistīts ar sāpēm.
- Stājas un gaitas izmaiņas, saistītas ar sāpēm
- Psiholoģisks diskomforts, depresija, saistīta ar hroniskām sāpēm.
- Varžacis, saistītas ar pēdas anatomiskajām īpatnībām neatbilstošu apavu valkāšanu.
- Ādas plaisas, saistītas ar pēdu ādas pārragošanās traucējumiem un nepietiekamu pēdu pašaprūpi.

Daļa pētījumā iesaistīto geriatrisko pacientu ir pastāvīgi manas podologa prakses pacienti, tādēļ pētījuma laikā man bija iespēja izvērtēt iepriekš īstenotās podoloģiskās aprūpes nozīmi un efektivitāti pēdu deformāciju aprūpē. Secināju, ka pētījumā iesaistītajiem pacientiem, kuri regulāri apmeklē pēdu aprūpes kabinetu un ievēro podologa ieteikumus pēdu ikdienas pašaprūpei, deformāciju izraisītais diskomforts ir ievērojami mazinājies, salīdzinājumā ar stāvokli pirmreizējās vizītes laikā.

Guvu pārliecību, ka pozitīva saskarsmes pieredze ar aprūpes sniedzēju un pašsajūtas uzlabošanās pēc pēdu aprūpes procedūrām motivē geriatriskos pacientus rūpēties par savām pēdām ikdienā.

Regulāra podoloģiskā aprūpe un ortopēdisko līdzekļu – supinatoru, ortožu, ortopēdisko zolīšu un apavu lietošana palīdz uzlabot pacientu vispārējo dzīves kvalitāti, atjaunot aktivitāti un novērst nepatīkamās sajūtas, kas saistītas ar pēdu deformāciju un ar tām saistīto problēmu

32

attīstību. To apliecina arī mani novērojumi pētījuma laikā – pētījumā iesaistītajiem 17 vecāka gadagājuma pacientiem, kuri ikdienā lieto ortopēdiskos apavus, ortopēdiskās zolītes, ortozes vai supinatorus, ar pēdu deformāciju saistītās problēmas – sāpes pēdās, varžacis, hiperkeratoze, ādas plaisas un ādas macerācija pirkststarpās bija retāk novērojamas un mazāk izteiktas, nekā pārējiem pētījuma dalībniekiem.

# 3. Secinājumi

- Plakanā pēda (100 dalībnieki), pirkstu rotācija (60 dalībnieki) un pirkstu deviācija (piecdesmit dalībnieki) ir biežākās pēdu deformācijas pētījumā iesaistītajiem geriatriskajiem pacientiem.

- Sāpes pēdās ir aktuāla problēma geriatriskajiem pacientiem ar pēdu deformācijām (sešdesmit trīs pētījuma dalībnieki)

- Pēdu deformācijas negatīvi ietekmē geriatrisko pacientu dzīves kvalitāti, fizisko un sociālo aktivitāti.

- Lielākajai daļai pētījuma dalībnieku (80 dalībnieki) ir palielināta vai pārmērīga ķermeņa masa.

- Palielināts pēdu noslogojums ir galvenais pēdu hiperkeratozes attīstības iemesls geriatriskajiem pacientiem.

- Lielākajai daļai geriatrisko pacientu ir nepieciešama ortopēda konsultācija, ortopēdiskā izmeklēšana un individuālo ortopēdisko zolīšu vai supinatoru ikdienas lietošana.

- Ortopēdisko līdzekļu pielietošana pēdu deformāciju ārstēšanā efektīvi mazina sāpes pēdās, pēdu hiperkeratozi, ādas plaisas, varžacu veidošanos un ādas macerāciju pirkststarpās.

- Pēdu hiperkeratoze (83 pētījuma dalībnieki) un palielināta ķermeņa masa ir galvenie pēdu ādas plaisu iemesli.

- Pēdu deformāciju gadījumā, ja tās saistītas ar izteiktu diskomfortu un sāpēm, īpaši rigīdu deformāciju gadījumā, ja to atļauj pacienta vispārējais veselības stāvoklis, operatīvā terapija ir lieliska iespēja normalizēt pēdas funkcijas un uzlabot vecāka gadagājuma pacientu kopējo dzīves kvalitāti.

- Pēc pēdu deformāciju operatīvas ārstēšanas recidīvu profilaksei nepieciešama ortopēdisko apavu, individuālo zolīšu, supinatoru vai speciālu ortopēdisko palīglīdzekļu pielietošana mūža garumā ortopēda uzraudzībā.

34

- Pētījumā iesaistīto geriatrisko pacientu pēdu deformāciju korekcija ar ortopēdiskajiem palīglīdzekļiem ir nepietiekama.

- Lielākā daļa pētījuma dalībnieku valkā pēdas anatomiskajām īpatnībām neatbilstošus un neērtus apavus.

- Nepieciešams veikt plašāku pētījumu par pēdu deformācijām vecāka gadagājuma cilvēkiem, lai iegūtu precīzāku informāciju par iespējamajiem pēdu deformāciju iemesliem un to attīstību veicinošajiem faktoriem, kuri nav saistīti ar novecošanās procesu.

- Veicot sistemātisku un kvalitatīvu podoloģisko aprūpi, kas ietver pacienta izglītošanu un praktisko apmācību, iespējams mazināt vai novērst ar pēdu deformācijām saistītās aktuālās pēdu aprūpes problēmas un mazināt to attīstības risku.

- Veselīgs dzīvesveids un rūpes par savu veselību mūža garumā ir efektīva novecošanās procesa izraisīto pēdu deformāciju profilakse.

- Optimāli pētījuma dalībnieku aktuālāko, ar pēdu deformācijām saistīto problēmu risinājumi rodami starpdisciplinārā sadarbībā.

- Valstiskā līmenī nav izstrādāta starpdisciplināras sadarbības stratēģija, risinot vecāka gadagājuma cilvēku aprūpes problēmas.

- Valstī jāorganizē mērķtiecīga visas sabiedrības izglītošana par veselības veicināšanas pasākumiem, kā arī par kaitīgo faktoru ietekmi uz pēdu deformāciju attīstību un cilvēka veselību kopumā.

- Valstiskā līmenī nepieciešams attīstīt veselības aprūpes speciālistu sadarbību ar veselības apdrošināšanas kompānijām, pašvaldību sociālajiem dienestiem un vecu ļaužu aprūpes iestādēm, lai uzlabotu podoloģisko, ortopēdisko un citu veselības aprūpes pakalpojumu pieejamību gados vecākiem cilvēkiem.

## 4. Ieteikumi vecāka gadagājuma cilvēkiem pēdu deformāciju aprūpei

- Regulāri apmeklējiet ģimenes ārstu, lai uzturētu savu veselību un savlaicīgi risinātu aktuālās veselības problēmas.
- Uzturiet ķermeņa svaru normas robežās - palielināts svars veicina pēdu deformāciju attīstību.
- Lietojiet veselīgu uzturu un ik dienu atvēliet laiku fiziskām aktivitātēm atbilstoši savai fiziskajai sagatavotībai.

Pēdu deformāciju korekcija

- Apmeklējiet ortopēdu, lai veiktu pēdu izmeklēšanu un deformāciju korekciju. Dažos gadījumos, lai nodrošinātu pēdas normālu funkcionēšanu ir nepieciešama pēdu deformāciju ķirurģiska ārstēšana, taču lielākajā daļā gadījumu pēdu deformāciju ārstēšana tiek veikta ar atbilstošiem ortopēdiskajiem līdzekļiem.
- Iespējams, pēc ortopēda ieteikuma, Jums tiks izgatavotas individuālas ortopēdiskās zolītes. To ikdienas lietošana atbilstoši ortopēda norādījumiem, novērsīs esošo deformāciju progresēšanu, mazinās ar tām saistītās sāpes pēdās, ceļgalos, gūžās un mugurā, kā arī pēdu ādas sabiezējumu un varžacu veidošanos.
- Kāju pirkstu deformāciju gadījumā ieteicamas speciālas ortozes, pirkstu starplikas vai uzmavas. Tās tiek izgatavotas no īpaši mīkstiem, elpojošiem un amortizējošiem materiāliem (silikons, gēls, poliuretāns u.c.). Par to izvēli atbilstoši Jūsu pēdu īpatnībām un lietošanu jautājiet ortopēdam vai podologam.
- Katru dienu veiciet vingrojumus pēdu muskulatūras nostiprināšanai, kurus Jums ieteicis ortopēds, vai podologs. Ja iespējams, apmeklējiet ārstnieciskās vingrošanas speciālistu, lai sastādītu individuālu vingrojumu kompleksu Jūsu veselības nostiprināšanai.
- Pēdu deformāciju ārstēšanai 2x gadā ieteicams pēdu masāžas kurss. (iepriekš konsultējieties ar savu ģimenes ārstu, jo atsevišķos gadījumos pēdu masāžu nedrīkst veikt)

36

Ieteikumi pēdu ikdienas kopšanai:

- Katru dienu mazgājiet pēdas, vēlams tekošā ūdenī.

- Ziepju vietā ieteicams lietot dušas želeju.

- Noslaukiet pēdas mīkstā dvielī, rūpīgi izsusiniet pirkstu starpas.

- Pēdu ādas plaisu un pirkststarpu kopšanai lietojiet ārstnieciskos līdzekļus, ko jums ieteicis jūsu ārsts vai podologs, ievērojiet norādījumus to lietošanai .

- Ieteicams apmeklēt podologu ārstnieciskā pedikīra veikšanai. Turpmāko vizīšu biežums atkarīgs no pirmreizējās vizītes laikā konstatētajām pēdu problēmām.

Ieteikumi pēdu vannošanai:

- Pēdu vannošana siltā ūdenī ( līdz 38°C) ieteicama kā relaksējoša un sāpes mazinoša procedūra 2 – 3 x nedēļā.

- Pēdu vannošanai lietojiet īpašu sāli vai citas piedevas, kuras jums ieteicis jūsu ārsts vai podologs.

- Ieteicamais kāju vannošanas ilgums: 5 – 7 min.

- Pēc pēdu vannošanas rūpīgi noslaukiet pēdas un pirkststarpas mīkstā dvielī.

- Iemasējiet pēdu ādā mīkstinošu kāju krēmu, ko Jums ieteicis podologs. Atcerieties, ka pēdas pēc to ieziešanas var kļūt slidenas un jums jābūt uzmanīgam, lai nepakluptu.

Ieteikumi zeķu un apavu izvēlei:

- Izvēlieties zeķes, kas ražotas no kokvilnas.

- Gan zeķes, gan apavus izvēlieties atbilstoši jūsu kājas anatomiskajām īpatnībām un nozīmētajiem ortopēdiskajiem līdzekļiem. Pēc ortopēdisko zolīšu, pirkstu starpliku vai supinatoru ievietošanas apavi nedrīkst būt ne par mazu ne par lielu, ne arī par šauru.

- Izvēlieties ādas apavus ar platu un stabilu papēdi, neslīdošām pazolēm un mīkstām zolītēm bez rievām un šuvēm.

Ārstniecības personas, kuras Jums var palīdzēt pēdu deformāciju gadījumā:

- Ģimenes ārsts
- Traumatologs - ortopēds
- Tehniskais ortopēds
- Podologs
- Fizioterapeits

# Izmantoto informatīvo avotu saraksts

1. http://www.google.lv/#hl=lv&source=hp&q=vecu+cilv%C4%93ku+apr%C5%ABpes+
   %C4%ABpatn
   %C4%ABbas&rlz=1R2GGLL_en&aq=3&aqi=g7&aql=&oq=vecu+cilv&gs_rfai=&fp=e
   055bb5d89f855ec Aplūkots 30.05.2010.

2. http://epp.eurostat.ec.europa.eu/portal/page/portal/product_details/publication?
   p_product_code=KS-SF-08-072 Aplūkots 01.06.2010.

3. Aberberga- Augškalne L. Novecošana // Materia Medica.- Nr.6 (2002), 10.- 14. lpp

4. Andrējevs N., Andrējeva T. Praktiskā geriatrija. – Rīga: 2006.- 416 lpp.

5. Zaļkalns J. Pamatkoncepcijas gerontoloģijā un geriatrijā // Materia Medica.- Nr.6 (2002),
   7.- 9. lpp.

6. Slokenberga A. Valsts Klīniskā gerontoloģijas centra uzdevumi un iespējas
   (http://www.medicine.lv/pieredze.php?
   view=article&rid=199&medicine=9bc5cd8b87aca19eacc58b3520fc7542) Aplūkots
   15.03.10.

7. Eiropas Savienības Pamattiesību harta http://eur-
   lex.europa.eu/lv/treaties/dat/32007X1214/htm/C2007303LV.01000101.htm
   Aplūkots 30.05.2010.

8. http://www.europarl.europa.eu/highlights/lv/402.html Aplūkots 06.04.10.

9. http://www.eiroinfo.lv/pages/ESIC/content_list.jsp?category_id=52 Aplūkots 16.03.10.

10. http://www.meditec.lv/lv/musu_produkti/veselibas_aprupes_iestades/slimnicam/
    Aplūkots 30.05.2010.

11. http://www.majasaprupe.lv/?p=1576&pp=838&lang=492 Aplūkots 30.05.2010.

12. Rudzītis K. Diagnostikas pamati un terapijas preambula.- Rīga: Nacionālais apgāds,
    2005.- 263lpp.

13. Aberberga- Augškalne L. ,Koroļova O. // Fizioloģija ārstiem.- Rīga: Medicīnas apgāds,
    2007.- 516lpp

14. Liepiņa S. Gerontoloģijas psiholoģiskie aspekti- Rīga: Raka,1998.- 160 lpp

15. Nettina, Sandra M.// Medicīniskās aprūpes rokasgrāmata- Rīga: Jumava, 2001.-1415 lpp.

16. Tsz-Ching Hsu, Chung-Li Wang, Wen-Chung Tsai, Jung-Kun Kuo, Fuk-Tan Tang Archives of Physical Medicine and Rehabilitation September 1998 (Vol. 79, Issue 9, Pages 1101-1104)

17. Svence G. Attīstības psiholoģija.- Rīga: Zvaigzne ABC, 1999.- 159lpp.

18. Geriatrijas pamati. Veco ļaužu aprūpes un saskarsmes īpatnības/ sastādītājs M. Rupenheite.- Rīga: MPIC, 2004.-94 lpp.

19. http://www.drfeldmanis.lv/lat/ortopedija_pak.php Aplūkots 30.05.2010

20. http://www.nhlbisupport.com/bmi/bmi-m.htm Aplūkots 06.06.2010.

21. Jakovicka D., Savicka I., Kapickis M., Brūns V., Gine I.., Strode I., Dupure I.., Vītiņa S., Seimane S., Dārzniece I., Valošina O., Ārente L., Koha A., Trušele Z. Mācību materiāls. Ķirurģiskās aprūpes māsas pamatspecialitāte. Rīga, Nacionālais apgāds 2009., 519 lpp.

# Pielikumi

Veidlapa Nr E-9 (2)

## RSU ĒTIKAS KOMITEJAS LĒMUMS

Rīga, Dzirciema iela 16, LV-1007
Tel.67409137

| Komitejas sastāvs | Kvalifikācija | Nodarbošanās |
|---|---|---|
| 1. Asoc. prof. Olafs Brūvers | Dr.miss. | teologs |
| 2. Profesore Vija Sīle | Dr.phil. | filozofs |
| 3. Docente Santa Purviņa | Dr.med. | farmakologs |
| 4. Asoc. prof. Voldemārs Arnis | Dr.biol. | rehabilitologs |
| 5. Asoc. prof. Viesturs Līguts | Dr.med. | toksikologs |
| 6. Profesore Regīna Kleina | Dr.med. | patanatoms |

Pieteikuma iesniedzējs: Dina Bāšķe
RSU Māszinību fakultāte, studiju programma „Māszinības", .st.g.

Pētījuma nosaukums: Biežākās pēdu deformācijas geriatriskajiem pacientiem.

Iesniegšanas datums: 26.03.2010.

Pētījuma protokols:
(X) Pētījuma veids: novērojums
(X) Pētījuma populācija: vīrieši un sievietes ar pēdu deformācijām vecumā no 55 gadiem
(X) Informācija par pētījumu:
(X) Piekrišana dalībai pētījumā:

Citi dokumenti:
1. Pēdu apskates protokols
2. Veidlapa Nr. E-7
3. Podologa privātprakses vadītājas atļauja

Lēmums: piekrist biomedicīniskajam pētījumam

Komitejas priekšsēdētājs Olafs Brūvers          Tituls: Dr.miss., asoc.prof.
Paraksts

Ētikas komitejas sēdes datums: 08.04.2010.

## *Pēdu apskates protokols*

_____ g. ___ _____

**Pacienta dzimums:**   vīr.   siev.

**Vecums:** 55 – 64 gadi

65 – 74 gadi

75 – 84 gadi

85 gadi un vairāk

Auguma garums.......... cm

Ķermeņa svars.......... kg

**Ķermeņa masas indekss........**

**Pēdu kustībspēju novērtējums:**   Brīvas kustības pilnā apjomā  +   -

Kontraktūras  +   -

Ankiloze  +   -

**Spiediena izraisītie bojājumi:**

<u>**Hiperkeratožu lokalizācija:**</u>

+   neliela hiperkeratoze

++   izteikta hiperkeratoze

• brūce

• varžacs

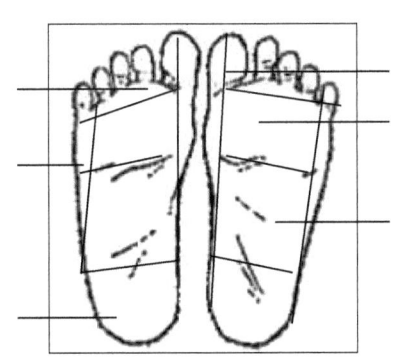

**Deformācijas:**

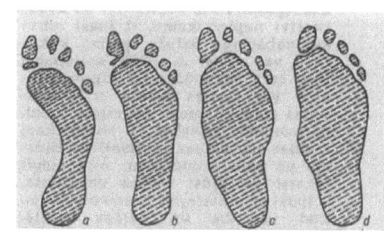

hallux valgus  +  -

āmurveida pirksti  +   -
pirkstu rotācija  +  -
pirkstu deviācija +   -

**Plakanā pēda  (stadija):**

N      1.     2.     3.

**Apavu apskate:**
pēdai atbilstoši, ērti  apavi  +  -
paaugstināts papēdis  +  -
sašaurināti purngali  +   -
ortopēdiskie apavi    +    -
ortopēdiskās zolītes  +  -
ortozes vai supinatori     +  -
defekti apavu iekšpusē  +   -

**Sāpes:**  +   -

**Lokalizācija....................**
**Piezīmes**_____

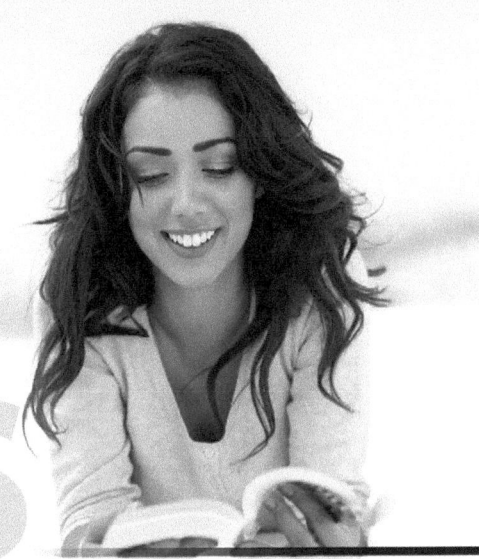
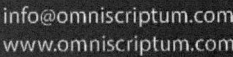
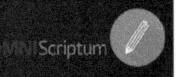

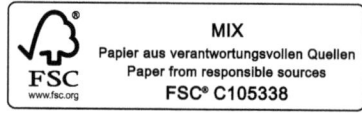

Printed by Books on Demand GmbH, Norderstedt / Germany